In 100 Tagen zur männlichen Hure
Kreative harte Umerziehung

AF184870

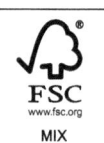

Herrin Sabina - machtfertig

In 100 Tagen zur männlichen Hure
Kreative harte Umerziehung

Bibliografische Information durch
Die Deutsche Bibliothek:
Die Deutsche Bibliothek verzeichnet diese Publikation in
der Deutschen Nationalbibliografie; detaillierte
bibliografische Daten sind im Internet über
http://dnb.ddb.de abrufbar.

ISBN   9783743125360

Copyright (2017)
Herstellung und Verlag: BoD - Books on Demand,
Norderstedt
Alle Rechte beim Autor.

24,99 Euro

Dieses Buch wird Dein Leben grundsätzlich verändern. Mit dem Kauf dieses Buches begibst Du Dich in meine Fänge und ich werde Dich hiermit in eine männliche Prostituierte verwandeln.

Nach 50 Lektionen wirst Du Dich nicht nur anders fühlen, Du wirst anders sein.

Es ist ein Wegbegleiter der Feminisierung, aber auch eine Zwangsausbildung, die Dich fordern wird.

Du möchtest Dich wie eine dreckige Nutte fühlen? Gut, ich wünsche Dir auf den nächsten Seiten viel Mut, viel Freude und viel Leibesspass.

Für jede Aufgabe, jeden Punkt hast Du zwei Tage Zeit. Jede Aufgabe wirst Du beenden mit einer E-Mail an machtfertig@gmx.de

Beschreibe die Erfüllung der Aufgabe und benenne Deine Gefühle.

In 100 Tagen wirst Du Frau sein! Eine Nutte.

1

Zuallererst gewöhne Dir nun an, dass Du jeden Morgen nach dem Aufwachen Dein Spiegelbild betrachtest und laut zu Dir sagst: "Ich bin eine männliche Nutte und verkaufe mich". Dieses Mantra wird Deinen Geist umformen.

2

Um Deinen Kunden auch einen guten Körper zu schenken achte nun mehr auf ihn. Rasiere Dich intim, benutze Deo, rieche stets gut und ziehe gute Kleidung an.

3

Die wichtigste Körperöffnung ist Dein Analloch. Damit dieses gut gedehnt zum Einsatz kommen kann wirst Du es jeden Tag dehnen. Nutze hierzu am Anfang dünne kurze Gegenstände und steigere Dich dann.

4

Bis zu Deinem ersten Erlebnis wirst Du nun nur noch mit Erlaubnis masturbieren dürfen. Sex mit einer Frau muss auch von mir abgesegnet werden. Schreibe hierzu an machtfertig@gmx.de

5

Ich möchte von Dir niemals hören oder lesen: "Nein". Du hast Dir dieses Buch gekauft und der Weg wird gegangen.

6

Jede Deiner Einnahmen wird zu 100% an mich weitergegeben.

7

Du sendest mir Dein größtes Geheimnis als vertrauensbildende Ausnahme. Nutze hierfür meine Emailadresse.

8

Du wirst ab nun auch Sport treiben und Deinen Körper für Freier so auf Vordermann bringen. Denke an die Beweisfotos für mich.

9

In Deiner Umgebung gibt es sicher auch einen Swingerclub. Diesen wirst Du heute besuchen. Statt dort aber fickenden Paaren zuzugaffen wirst Du Dein Hauptaugenmerk auf die dortigen Männer legen.

10

Du darfst masturbieren, aber musst Dir vorstellen, wie Du von einem Mann genommen wirst.

11

Gayromeo googlen, anmelden und Kontakte knüpfen.

12

Du machst eine Büroklammer über einer Kerze heiß und malst dann damit in Deinen Oberschenkel ein "S". Erneuere dies stets. Jeder soll wissen, dass Du die kleine Nutte von "Herrin Sabina" bist.

13

Reinige Dich heute von allen alten Verfehlungen. Gehe in die Kirche, setze Dich in die Reihen, halte inne und bitte um Vergebung.

14

In aller Spannung ist Deine Gesundheit sehr wichtig. Gehe deshalb zum Arzt und lass Dich einmal durchchecken.

15

Was hat sich nach all den Aufgaben bereits verändert? Schreibe einmal auf, wie Du Dich fühlst und wo Du Fortschritte gemacht hast. Mache dies an Beispielen fest.

16

Hurra, heute darfst Du das erste Mal in die Schwulensauna.

17

Hurra, heute darfst Du in eine Schwulendisco.

18

Du wirst ab heute masturbieren dürfen wann immer Du willst. Jedoch hast Du dafür Schwulenpornos zu nutzen.

19

Suche eine Nummer von einem Sorgentelefon und rufe dort an. Erzähl von Deinem neuen Schwulsein.

20

Heute möchte ich, dass Du versteckt an einem öffentlichen onanierst. Spritze und besiege Deine Ängste. Schwule werden Dich später in den Büschen nehmen. Dies bereitet Dich vor.

21

Berühre immer wieder während des Tages Deine Brustwarzen und fühle achtsam nach. Nicht masturbieren!

22

Kaufe Dir einen Analplug und trage ihn 5 Stunden hindurch. Wie hat es sich angefühlt? Schreibe es mir.

23

Wie würde eine Traumvorstellung mit einem Mann aussehen? Schreibe mir!

24

Du brauchst schon bald ein Outfit für Deinen ersten Einsatz als Nutte. Kümmere Dich darum und sende mir Bilder von Deiner Auswahl.

25

Dein Schwanz sollte abgehärtet werden. Er wird schon bald sehr stark im Einsatz sein. Deshalb bearbeite ihn mit Wachs, leichten Schlägen und Kniffen. Ich erwarte ein Video davon per Whatsapp an 0159-05196061

26

Du darfst die nächsten vier Tage masturbieren und musst Dein eigenes Sperma schlucken.

27

Entspanne Dich. Lass es Dir gut gehen. Bevor es anfängt gönne ich Dir ein wenig Erholung.

28

Gehe in ein Sexkino und fasse dort mindestens einen Schwanz an und natürlich nicht Deinen eigenen.

29

Schreibe 100 mal auf (handschriftlich) "Ich werde eine gute Arschfotze für Herrin Sabina sein".

30

Um den Umgang mit Geld zu erlernen und das Gefühl zu kennen abhängig zu sein besuche ein Spielcasino, verspiele dort 50 Euro und schaue Dir die Menschen dort genau an. Solche werden bei einem Gewinn sicher bald Deine Dienste nutzen.

31

Heute schminkst Du Dich so wie eine Nutte. Hiernach wirst Du alles schön verschmieren und mir davon ein Foto senden.

32

Heute wirst Du einmal zu einer Nutte gehen und ihr Geld geben. Natürlich nicht um sie zu ficken, sondern um Erfahrungsberichte aus erster Hand zu erhalten. Auf was muss man achten? Welche Freier sind am schwierigsten usw...

33

Heute möchte ich ein Foto von Dir erhalten auf dem Du Dich geschminkt hast und Frauenkleidung trägst.

34

Übe an einem Dildo das Schwanzschlucken.
Wie weit schaffst Du es?

35

Gibt es in Deiner Stadt einen Straßenstrich? Schlendere dort doch ein wenig rum. Halte Dich dort auf und atme die Nuttenluft tief ein. Hält ein Auto für Dich an?

36

Binde Deine Hoden stark ab und sende mir ein Bild.

37

Besuche ein Sexgeschäft und kaufe Dir einen männlichen Arsch.

38

Kaufe in einer Drogerie 5 Packungen Kondome. Ich will, dass Du dabei dass peinliche Gefühl in Dir besiegst.

39

Treibe so viel Sport, dass Du in Deiner Arschritze Schweiß ansammelst und probiere diesen. Natürlich auch den Geschmack deiner Rosette.

40

Massiere Deine Hoden und stelle Dir vor, dass es fremde Hoden sind. Lerne einen Mann zu verwöhnen.

41

Heute werde ich Dich der Internetgemeinde als meine kleine Nutte vorführen.

42

Schreibe mir einen harten DirtyTalk. Stell Dir vor, Du willst damit einen anderen Mann richtig heiß machen.

43

Stripe für mich. Video an meine Whatsappnummer.

44

Heute wird Dein Arschloch getestet. Bezahle eine Nutte dafür, dass sie Dich mit einem StrapOn nimmt.

45

Sende mir ein Foto auf dem Du den Kunstarsch nimmst und auch kommst.

46

Spritze in deinen eigenen Mund.

47

Sende mir noch einmal Deine Gedanken.
Wie weit bist Du? Welche Aufgabe war bisher
die Schönste?

48

Nutze die Bilder, die Du mir bereits geschickt hast und hänge sie in Deiner Wohnung auf.

49

Nutze einen Kontakt von Gayromeo und habe Sex.

50

Schreibe mir nach Deinem ersten Männersex. Ich werde Dich nach all Deinen Erfahrungen bewerten. Nun bist Du meine Nutte.